BEI GRIN MACHT SICH IHR WISSEN BEZAHLT

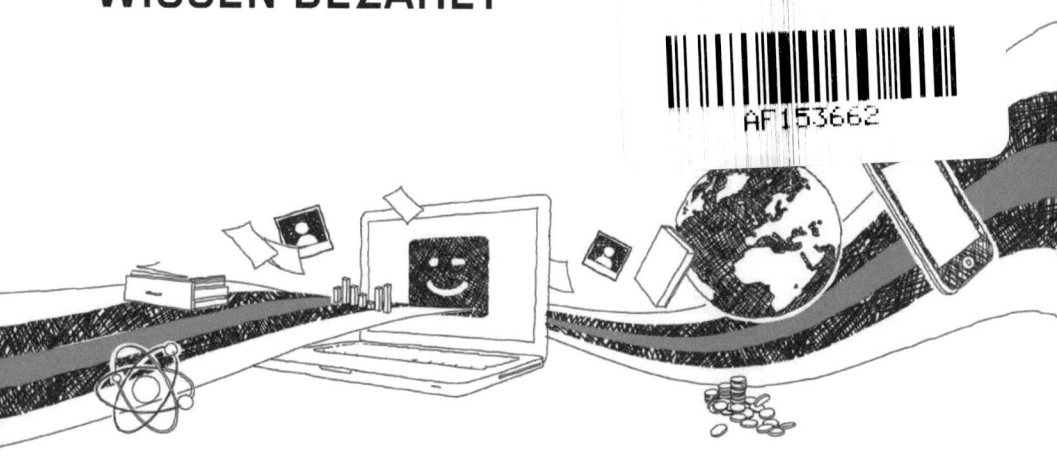

Förderung der Gesundheitskompetenz junger, von Arbeitslosigkeit betroffener Menschen

Nora Feder

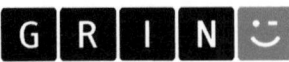

Bibliografische Information der Deutschen Nationalbibliothek:

Die Deutsche Nationalbibliothek verzeichnet diese Publikation in der Deutschen Nationalbibliografie; detaillierte bibliografische Daten sind im Internet über http://dnb.d-nb.de abrufbar.

ISBN: 9783346510570
Dieses Buch ist auch als E-Book erhältlich.

© GRIN Publishing GmbH
Nymphenburger Straße 86
80636 München

Druck und Bindung: Books on Demand GmbH, Norderstedt Germany
Gedruckt auf säurefreiem Papier aus verantwortungsvollen Quellen

Das Buch bei GRIN: https://www.grin.com/document/1138098

DIPLOMA

Private Fachhochschule Nordhessen

Studiengang Soziale Arbeit

Hausarbeit im Fach Gesundheitswissenschaft

Thema:

Förderung der Gesundheitskompetenz junger von Arbeitslosigkeit betroffener Menschen

Wissenschaftliche Arbeit zur Erlangung des akademischen Grades Bachelor of Arts (B.A.)

vorgelegt von:

Ortrud Nora Feder

Studienzentrum Bonn

Bearbeitungsdauer: 8 Wochen

Abgabedatum: 09.02.2021

Inhaltsverzeichnis

Fachbegriffe und Abkürzungsverzeichnis

ALG A	Arbeitslosengeld als Versicherungsleistung ab einer sozialversicherungspflichtigen Beschäftigungsdauer über 12 Monate gemäß der Voraussetzungen des SGB III
ALG II	Grundsicherung für Arbeitslose, die die Voraussetzung für ALG A nicht erfüllen oder deren ALG A für die Sicherung des Lebensunterhalts nicht ausreicht gemäß der Bestimmungen des SGB II
BA	Bundesagentur für Arbeit
BG	Bedarfsgemeinschaft als Lebens- und Einstehensgemeinschaft im Sinne eines gemeinsamen Wirtschaftens, Rechtsbegriff des SGB II in Abgrenzung zu: Wohngemeinschaft (besteht aus mehreren Einzel-BGs), Haushaltsgemeinschaft (siehe dort)
BGB	Bürgerliches Gesetzbuch
BIP	Bruttoinlandsprodukt
BMA	Bundesministerium für Arbeit
ESF	Europäischer Sozialfonds
Haushaltsgemein-schaft	Begriff des SGB II: Zusammenleben mit *anderen* Personen, ohne mit ihnen eine Bedarfsgemeinschaft (siehe dort) zu bilden (nicht aber: Wohngemeinschaft, etwa von Studenten)
ICF	International Classification of Functioning, Disability and Health
Jugendlicher	aus gesetzlicher Sicht: Personen zwischen 14 und einschließlich 17 Jahren gelten demnach als Jugendliche, Personen ab 18 bis 27 Jahren werden als junge Volljährige bzw. junge Menschen bezeichnet (vgl. Bundesministerium für Justiz und Verbraucherschutz 1990, zitiert nach Witzke, 2016) - in der Wissenschaft und in dieser Arbeit wird dieser und die sprachverwandten Begriffe (junge Erwachsene etc.) nicht immer trennscharf benutzter Begriff (vgl. Albert,

	Hurrelmann, Quensel & Schneekloth, 2016)
KJHG	Kinderjugendhilfegesetz (ist aufgegangen im SGB Buch VIII, Kinder- und Jugendhilfe)
NEET	Status: "not in education, employment or training" (zitiert nach Höld et. al., 2018)
Prävalenz	Vorkommen in einer Population; auf einen Zeitraum bezogen: z. B.: Einjahresprävalenz (Bischkopf et. al., 2017, S. 67), Prävalenzstudien (Dettmers & Bischkopf, 2019, S. 90)
Selbstwirksamkeits-erwartung	Erwartung an sich selbst, eine Krise aus eigener Kraft bewältigen zu können (Berth, Förster, & Brähler, 2003) vgl. auch Kohärenzgefühl (Bischkopf et. al., 2017, S. 43)
SGB	Sozialgesetzbuch (hier: die Bücher II und III und VIII)
Subsidiaritätsprinzip	Der Staat hilft, wenn ein Personenkreis zur Selbsthilfe nicht in der Lage ist und übernimmt eine Aufgabe, wenn kein privater Träger diese übernimmt (Oechler, 2009, S. 27f)
Peergroup	soziale Gruppe von gleichaltrigen, gleichartigen oder gleichgesinnten Personen (vgl. Socialnet. Lexikon)
Psychoedukation	Vermittlung der wissenschaftlichen Grundlagen einer Erkrankung und das Aufzeigen von Möglichkeiten der Krankheitsbewältigung (Bengel et al., 2018, S. 162)
WHO	World Health Organization

1. Einleitung

In diesem Abschnitt wird der Bezug des Themas zum Studium der Sozialen Arbeit und zum Fach Gesundheitswissenschaft geklärt und das Ziel, sowie die Herangehensweise an das Thema und die angewandte Methodik dargestellt.

1.1. Bezug zum Studium - Themenwahl

Das Thema der vorliegenden Arbeit wurde vor dem Hintergrund des Studienschwerpunkts Gesundheitswissenschaften gewählt, auf der Basis des Interesses der Verfasserin für Maßnahmen der Arbeitsintegration für junge Erwachsene im Rahmen von Praxis-Erfahrungen des Studiums. Im sozialen Arbeitsfeld der Arbeitsintegration stellten sich in der Praxis Herausforderungen rund um die Themen von gesundheitlichen Einschränkungen, psychischen Belastungen, riskantem Verhalten, Ausprägung der Gesundheitskompetenz von jungen Menschen.

1.2. Ziel - Herangehensweise - Methodik

Ziel dieser Arbeit ist es, herauszuarbeiten, ob die Förderung der Gesundheitskompetenz im Rahmen einer Gesundheitsförderung in Fördermaßnahmen für arbeitslose junge Erwachsene eine signifikante Relevanz aufweist. Methodisch wurde das Themenfeld auf der Basis einer systematischen Recherche der aktuellen Literatur der Erscheinungsjahre 2000 bis 2020 erschlossen; umfangreich recherchiert nach bestem Wissen und Gewissen in der Universitätsbibliothek zu Köln (im *Lockdown* teilweise geschlossen), in Datenbanken wie *google scholar* sowie in Quellen des eigenen Bestands. Zunächst sollen die angesprochenen Fachbegriffe definiert und erläutert, mit ihren gängigen Abkürzungen in einem Verzeichnis aufgeführt werden - bei nur kurzzeitigen Erwähnungen in Fußnoten. Folgend auf die

Abhandlung der Allgemein-Begriffe, wie Arbeitslosigkeit, Gesundheit, wird das Thema Gesundheitskompetenz zunächst allgemein, dann bezogen auf die besondere gesundheitliche Situation junger Erwachsener herausgearbeitet.

Im mittleren Teil erfolgt die Einordnung des Themas in größere Studien, wie "YOYO" - ein europäisches Forschungsprojekt, "KIGGS" - einer Studie zum Gesundheitszustand von Kindern und Jugendlichen vom Robert-Koch-Institut, Berlin. Ergänzend folgen zum Thema Lebenszufriedenheit junger Erwachsener Erkenntnisse aus den neuesten "Shell"-Jugendstudien. Anschließend wird die Auseinandersetzung mit fördernden und limitierenden Faktoren in der allgemeinen Gesundheitskompetenzförderung im Rahmen von Jugendförderungsmaßnahmen herausgearbeitet. Die Förderfaktoren werden anhand einer ergiebigen österrreichischischen Studie von Höld und Kollegen, aus den Jahren 2015 - 2018 eingeordnet. Hemmende Faktoren werden aus dem selbstlimitierenden Effekt jugendlicher Verhaltensmuster, der begrenzten Verfügbarkeit diesbezüglicher Literatur und den mangelnden Ressourcen entsprechender Fördermaßnahmen entwickelt. Abschließend werden die Ergebnisse zusammengefasst und mit einem Ausblick versehen.

Zum leichteren Lesefluss werden Nomen in dieser Arbeit überwiegend männlich bezeichnet ohne dass andere Genera ausgeschlossen sein sollen. Alle Genderformen sind gemeint und werden gleichermaßen wertgeschätzt.

2. Theoretische Aufarbeitung

Hier sollen die thematisch erwähnten Begriffe definiert werden. In Bezug auf den Begriff *Arbeitslosigkeit* werden die rechtlichen Vorgaben von *Arbeitsfähigkeit* und die besonderen Bestimmungen für das Jugendalter gegeneinander abgegrenzt. Ein kurzer Blick auf den Ausbildungsmarkt wird gefolgt von einem Abriss zu den Themen Gesundheit, Krankheit und Gesundheitskompetenz. Ein Blick auf die gesundheitlichen Herausforderungen durch Arbeitslosigkeit rundet diesen Abschnitt ab.

2.1. Thematische Abgrenzung und Begriffsdefinition

2.1.1. Arbeitslosigkeit allgemein

Gemäß § 138 SGB III sind diejenigen Personen als arbeitslos anzusehen, die als Arbeitnehmer[1] gelten, sich nicht in sozialversicherungspflichtiger Beschäftigung[2] befinden, dem allgemeinen Arbeitsmarkt zur Verfügung[3] stehen und sich um Aufnahme einer Beschäftigung bemühen[4]. Ein Anspruch auf Zahlung von Arbeitslosengeld nach dem SGB III (ALG A) ist frühestens nach einer sozialversicherungspflichtigen Beschäftigungsdauer von zwölf vollen Monaten gegeben (§147 SGB III).

2.1.2. Sonderfall Arbeitslosigkeit junger Erwachsener

Jugendliche sind grundsätzlich ab dem fünfzehnten Lebensjahr erwerbsfähig (vgl. § 8 SGB II) . Wenn junge Erwachsene respektive Jugendliche keinen Anspruch auf ALG A haben (vgl. §147 SGB III, vgl. 2.1.1.), können Bestimmungen des SGB II anwendbar sein. Ab dem vollendeten fünfzehnten Lebensjahr kann der Heranwachsende im Rechtskreis SGB II die Rolle "erwerbsfähiger Leistungsberechtigter" in einer sogenannten BG[5] übernehmen. Mit Elternteilen bildet er gemeinsam eine BG bis er selbst heiratet oder das 25. Lebensjahr vollendet hat. Ab diesem Alter bzw. Familienstand gesteht das SGB II Personen das Recht auf eine eigene Wohnung zu. Damit kann eine eigene BG begründet werden (vgl. *Fachliche Weisungen* der BA zu § 7 SGB II). Mit Einführung des SGB II im Jahr 2005 haben sich die Träger der Jugendhilfe aus

---

[1] Definition gemäß der "Fachlichen Weisungen der BA zu §7 SGB II, Randziffer 14.3": "...wer während einer bestimmten Zeit für einen anderen nach dessen Weisung eine Tätigkeit ausübt, für die er als Gegenleistung eine Vergütung erhält...."
[2] eine Beschäftigung im Rahmen von mindestens 15 Wochenarbeitsstunden
[3] dagegen Abgrenzung zum Status *arbeitsuchend*: Personen, die arbeitsunfähig krank oder erwerbsunfähig sind, Personen, die sich in Maßnahmen "der aktiven Arbeitsmarktpolitik" (§16 SGB III) befinden
[4] Bemühungen analog zu einem achtstündigen Arbeitstag
[5] Bedarfsgemeinschaft

dem Bereich der sozialpädagogisch flankierenden Maßnahmen der Jugendberufshilfe zurückgezogen, so Münder und Hofmann (2017).

2.1.3. Status des Ausbildungsmarkts

Eine Anzahl von knapp 30.000 junger Menschen, rund 70 Prozent, die als Bewerber um einen Ausbildungsplatz gelten, haben einen solchen bis Ende September 2020 noch nicht und auch keine Alternative dazu gefunden, so die Statistik der BA. Im Vergleich zum Vorjahr bedeutet dies eine Zunahme von knapp zwanzig Prozent, wobei auch Auswirkungen der gegenwärtigen Pandemie eine (untergeordnete) Rolle spielen (Statistik der BA, 2020, 32-33).

2.1.4. Gesundheit und Krankheit

Eine klassischen Definition von Gesundheit wurde 1946 durch die damaligen Pioniere der WHO vorgelegt[6]. Diese hatten dabei das gesamte Gesundheitssystem im Sinne von *public health*[7] im Blick; demzufolge ist Gesundheit mehr als die Abwesenheit von Krankheit (Kickbusch, 1999). Sowohl der Gesundheits- als auch der Krankheitsbegriff werden wissenschaftlich divers und kontrovers diskutiert. Gesundheit gelte als eine Art Grundrecht und sei daher eine gesellschaftliche Aufgabe und Verpflichtung, so Sommerfeld (2016). Die Ottawa Charta[8] (WHO 1986) ist richtungsweisend. Gesundheitsfragen nehmen in der gesellschaftlichen und wirtschaftlichen Bedeutung einen zunehmend höheren Rang ein: im Jahr 2007 betragen die Ausgaben für

---

[6] "ein Zustand vollkommenen körperlichen, geistigen und sozialen Wohlbefindens und nicht allein das Fehlen von Krankheit und Gebrechen."
[7] Fachgebiet der Gesundheitswissenschaften zur Verhinderung von Krankheit, Steigerung von Gesundheit und Wohlbefinden von Gruppen und Bevölkerungen durch gemeinschaftliche Anstrengungen (Dettmers und Bischkopf, 2019)
[8] "Among the key ideas and values in the Charter [25 years ago] are *peace, social justice and equity, ecosystem health, empowerment,* a 'whole of government' approach and the settings approach. The implementation of these concepts are now challenges for the next generation of health promoters" (Hancock, 2011, Abstract).

Gesundheitsthemen 10,3 Prozent des BIP[9] in den OECD-Ländern (Soellner et al., 2009).

Das aktuelle Ordnungssystem der WHO für funktionale Gesundheit, die *ICF*[10], bindet soziale und Umweltbedingungen mit ein (Bischkopf et al., 2017). Hieraus wird die Relevanz der Sozialen Arbeit für die Psychiatrie und den gesamten Gesundheitssektor abgeleitet (Sommmerfeld et al., 2016).

2.1.5. Gesundheitskompetenz

Auf das Erfordernis von potentieller individueller Befähigung einer Gesellschaft weisen Dettmers und Bischkopf (2019) hin; dies bedeutet, sich gesundheitlich relevante Informationen zu beschaffen, diese zu interpretieren, einzuordnen und für sich nutzbar zu machen. Laut Dettmers und Bischkopf (2019) kommen für die so genannte Gesundheitskompetenz drei Handlungsstränge der WHO in Betracht: *advocate, enable, mediate*: erstens Partnerschaftlichkeit mit und Stellvertretung von Betroffenen, zweitens Selbstbefähigung von Menschen, drittens gesundheitspolitische Vernetzung der Professionen - Studien wiesen die positive Korrelation der genannten Items mit dem individuellen Gesundheitsstatus sowie der Lebenserwartung von Menschen nach (Dettmers und Bischkopf, 2019).

Soellner und Kollegen (2009) entnehmen dem Schulgesetz NRW (Erster Teil, § 2 Absatz 5) den bildungspolitischen Auftrag von Schule, "gesundheitsbezogene Kompetenzen" junger Menschen zu fördern (Soellner et al., 2009, S. 104). Wie die Autoren (2009) schreiben, bestehe in der Wissenschaft kein Konsens zu einer Definition des Begriffs *health literacy*[11], der divers diskutiert werde (Soellner et al., 2009, S. 105). Die Autoren brachten ein Projekt auf den Weg, mit dem bisherige Modelle "integriert und erweitert" werden sollen und fanden

---

[9] Bruttoinlandsprodukt
[10] International Classification of Functioning, Disability and Health
[11] englisch für: Gesundheitskompetenz

folgende Hauptkriterien für die Fähigkeit einer Gesundheitskompetenz heraus: "die Komponenten Selbstregulation, Selbstwahrnehmung und die Verantwortungsübernahme für die eigene Gesundheit" (Soellner et al., 2009, S. 112; vgl. 3.1.). Analog der gängigen Lese- und Schreibkompetenz müsse sich eine *Lebenskompetenz* ausprägen, die Menschen bemächtige, sich in komplexen Gesundheitssystemen nutzbringend orientieren zu können (Soellner et al., 2009; vgl. 3.1.).

2.1.6. Gesundheitliche Herausforderungen

Es werden zunächst gesundheitliche Auswirkungen der Arbeitslosigkeit auf Erwachsene und folgend gesundheitliche Beeinträchtigungen im Leben heranwachsender Arbeitsloser aufgezeigt.

Anhand des *kumulativen Stress-Modells* (Jackson & Warr, 1984) zeigt sich, dass, verglichen mit erwerbstätig Beschäftigten, signifikant höhere Werte bei Arbeitslosen in Bezug auf die Aspekte *subjektives Wohlbefinden, Angst, Depression,* unspezifische *Krankheitssymptome* auftreten (Jackson & Warr, 1984, zitiert in Paul, Hassel & Moser, 2009). Die Autoren geben die Prävalenz psychiatrisch relevanter Erkrankungen mit 34 Prozent an gegenüber 16 Prozent beim erwerbstätigen Bevölkerungsanteil. Erhöhte Stresslevel aufgrund kumulierter Faktoren, wie frustraner Stellensuche, abnehmender Einkommensverhältnisse, zunehmender sozialer Isolation und gesellschaftlicher Stigmatisierung führen den Autoren zufolge zu einer linear steigenden Korrelation bezüglich Dauer der Arbeitslosigkeit und Anstieg psychischer Störungen. Die Autoren nehmen bei fortgesetzter Dauer die Aussagen des *Adaptations-Modells* (Warr & Jackson, 1985) an, mit Konsequenzen wie: Gewöhnung an die Situation der Arbeitslosigkeit, Abnahme von Bewerbungsversuchen, geänderte Beurteilung der Wertigkeit von Arbeit, Verschiebung von Interessenlagen, Aktivitäten und Alltagsroutinen (Warr & Jackson, 1985, 1987, zit. in Paul, Hassel & Moser, 2009). Die Autoren (2009) stellen folgende Wirkung in entgegengesetzte Richtungen fest: einerseits kann die psychische Erkrankung zu Arbeitslosigkeit führen, andererseits begünstigt der Verlust von Arbeit psychische Einschränkungen. Aus der subjektiven Sicht Arbeitsloser nehmen diejenigen Parameter ab, die gemeinhin positiv mit Arbeit konnotiert sind: die Existenz einer geregelten Tagesstruktur, das Empfinden, ein nützliches Mitglied der Gesellschaft zu sein, ein aktives Leben zu führen, das Vorhandensein von sozialen Kontakten sowie sozialer Status (Paul, Hassel & Moser, 2009).

Die Autoren sehen *Moderatoreffekte* in der Gruppe der jungen Erwachsenen. Demzufolge zeigen sich stärkere negative Auswirkungen von Arbeitslosigkeit bei Kumulation mit weiteren jugendspezifischen Faktoren, wie Zugehörigkeit zum männlichen Geschlecht, zu gewerblich-technischen Arbeitsfeldern, sowie bei Migrationshintergrund (McKee-Ryan et al, 2005, zit. in Paul, Hassel, & Moser, 2009).

Die Selbstwirksamkeitserwartung von im Mittel neunundzwanzig Jahre alten Personen sinkt gemäß Berth und Kollegen (2003) um so mehr, je öfter sie Arbeitslosigkeit erfahren haben und je mehr sie sich durch ein solches Szenario bedroht fühlen; sie erleben zudem zu einem signifikant höheren Anteil mehr Ängste, Depressionen, negativen Stress und allgemeine Körpermissempfindungen. Die Autoren stellen in ihrer Längsschnittanalyse fest, dass die Betreffenden spezialisierter medizinischer und psychosozialer Angebote bedürfen (Berth, Förster, & Brähler, 2003). Bei jungen Männern im Alter von 18 bis 25 Jahren wurde hinsichtlich des Alkoholkonsums und *binge drinking* eine signifikant höhere Prävalenz festgestellt, im Gegensatz zur Gesamtgruppe Arbeitsloser im Rechtskreis SGB II; sinkende Einkommens-Situationen korrelieren hier positiv mit Raten von Alkohol*abstinenten* (Henke, Henkel, Nägele, & Wagner, 2019).

Wie Höld und Kollegen feststellen, sind sechs bis acht Prozent aller

Heranwachsenden in Österreich "vermehrt von sozialer Ausgrenzung und gesundheitlicher Chancenungleichheit" betroffen und hinsichtlich Ernährungs- und gesundheitlicher Aspekte beeinträchtigt (Höld et al., 2018, S. 3). Sie zählen zu den "vulnerablen Menschen [...] und [es sollte] ihnen besondere Aufmerksamkeit gewidmet werden ... [es liegt vor:] niedrigerer sozioökonomischer Status, nachteiliges Gesundheitsverhalten sowie bereits erste gesundheitliche Auswirkungen"; junge Erwachsene im NEET[12]-Status sind überwiegend dem Bereich der *bildungsungewohnten* Bevölkerung zuzurechnen (Höld et al., 2018, S. 3).

2.2. Stand der Forschung

Betrachtungen zu aktuellen Studien zeigen Jugendliche hinsichtlich ihres gesundheitlichen Status in den Übergängen von Schule in Beruf. Psychische Wechselwirkungen und Einblicke in ihre Lebenswelten durch die jungen Erwachsenen selbst erlaubt eine vertiefte Einordnung der Zielgruppe.

2.2.1. Schwierige Übergänge

„Youth Policy and Participation[13]" (YOYO, auch als Metapher gemeint), ein Forschungsprojekt neun europäischer Länder der Jahre 2001 bis 2004 von Walther und Kollegen (2006, S. 227) zeigen das biographische "Übergangsregime" vor dem strukturellen gesellschaftlichen Hintergrund Europas mit seinen Gegensätzlichkeiten (Muche, 2008, S. 5). Benachteiligte junge Erwachsene ohne erfolgreiche Berufsbiographie, so Muche (2008), standen im Mittelpunkt der Untersuchung. Walther (2006) benennt weitere Fragestellungen der Studie: Motivationaler Zuwachs durch Partizipation, Lebensbewältigung, Grad der Integration in die Gesellschaft, Lebenslaufstrategien. Die Devise "Hauptsache, unterkommen" wurde früh

---

[12] not in education, employment or training
[13] Youth Policy and Participation. Potentials of participation and informal learning for young people's transitions to the labour market' (zitiert nach Walter, 2006)

internalisiert - fraglich schien den Jugendlichen, ob ein verfügbarer Lehrberuf biografisch sinnvoll, leistungsmäßig bewältigbar sei und ob der Beruf in die erträumte Lebensperspektive passe (Walther, 2006, S. 39).

2.2.2. Blick der Jugend auf sich selbst

Seit 1953 gibt der Konzern Shell eine empirische und wissenschaftlich begleitete Sozialberichterstattung heraus, wie Albert und Kollegen (2016) schreiben. Die 17. Shell-Studie im Jahr 2015 untersuchte 2500 Heranwachsende der Alterskohorte von 12 bis 25 Jahren. Schwerpunkte der Studie lagen auf Erwartungen an den Beruf, sowie den Umgang mit Daten im Internet (Albert, Hurrelmann, Quensel & Schneekloth, 2016). Relevant für diese Arbeit sind: Anteil der jungen Menschen, bei denen ein Elternteil oder sie selbst nicht in Deutschland geboren wurden; dieser stieg auf 27 Prozent; Anteil von Gymnasiasten: signifikante Abnahme zugunsten von bereits Erwerbstätigen; 2015 besuchten insgesamt 39 Prozent der Zwölf- bis Fünfundzwanzigjährigen eine Schule (2002: 48 Prozent); im Beruf standen bereits 27 Prozent (Albert, Hurrelmann, Quensel & Schneekloth, 2016, S. 242). Die Probanden erleben eine Phase von Jugendverkürzung aufgrund Wegfall der Wehr- und Zivildienste, Einführung der verkürzten Studiengänge Bachelor und Master, sowie der Rückkehr zum G8-Modell[14]. Die 18. Shell-Studie, wie Albert und Kollegen (2019) beschreiben, titelt: "Eine Generation meldet sich zu Wort"; 71 Prozent der jungen Menschen sind nicht der Meinung, dass sich Politiker für ihre Belange interessieren. Dagegen konnten diejenigen der Gruppierung, die sich für Politik interessieren (42 Prozent; 43 Prozent in 2015) und auch engagieren, Selbstwirksamkeit im Rahmen der *Fridays for Future* - Bewegung erleben. Die Soziale Herkunft "determiniere und zementiere" die Art der Schulkarriere. (Albert, Hurrelmann, Quenzel & Schneekloth, 2019).

2.2.3. Blick auf die Gesundheit von Jugendlichen

---

[14] achtjährige gymnasiale Schulzeit; zuvor G9: Mittelstufe erstreckt sich über 6 Schuljahre (gegenüber 5 Jahren bei G8) in den Gymnasien

Es handelt sich bei KIGGs[15] um einen Health-Survey[16] der Abteilung Epidemiologie und Gesundheitsberichterstattung des Robert-Koch-Instituts (RKI), Berlin mit achtzehn Jahrgangskohorten von Kindern und Jugendlichen (17.641 Personen) in der Zeitspanne von 2003 bis 2006, ergänzt durch zwei Follow-up-Studien[17] in den Zeiträumen 2009 bis 2012 sowie 2014 bis 2017, begleitet durch einen wissenschaftlichen Beirat (RKI, 2018).

Wichtige gesundheitsbezogene Ergebnisse der Studie lauten: Verglichen mit den Referenzdaten der Jahre 1985 bis 1999 nahm der Anteil der an Adipositas erkrankten Probanden um 50 Prozent zu (RKI 2015). Es kam zu einer Schwerpunktverlagerung: die Anzahl von Akuterkrankungen nahm ab, Chronifizierungen dagegen zu - somatische Erkrankungen verringerten sich, psychische Störungsbilder nahmen zu (RKI, 2015). Die Lebenszeitprävalenz für atopische[18] Erkrankungen erreichte mit 22,9 Prozent einen Höchststand (RKI, 2018). Im Ergebnis belegt die KIGGs-Studie, dass schlechtere sozioökonomische Verhältnisse zu gesundheitlichen Risiken von Kindern und Jugendlichen führen, bezogen sowohl auf allgemeinmedizinische als auch auf psychische Erkrankungen (Dettmers & Bischkopf, 2019, S. 241).

2.2.4. Arbeitslosigkeit und Gesundheit bei jungen Erwachsenen

Eine Stichprobe von 420 Personen mit einem mittleren Alterswert von 29 Jahren wurden mittels Fragebögen untersucht (Berth, Förster & Brähler, 2003). Zur Erhebung von "Gesundheitsfolgen von Arbeitslosigkeit und Arbeitsplatzunsicherheit bei jungen Erwachsenen" wurden von den Autoren junge, mitten im Leben stehende, gut qualifizierte Erwachsene eingeschlossen - eine Besonderheit in der allgemeinen Studienlage. Darunter befanden sich 37 Prozent ohne eigene Erfahrungen mit Arbeitslosigkeit. Daneben wurden

---

[15] Studie zur Gesundheit von Kindern und Jugendlichen in Deutschland, 2003 - 2017)
[16] Gesundheitsumfrage
[17] vom RKI als "1. und 2. Welle" bezeichnet
[18] wie Asthma, Neurodermitis, allergische Rhinopathien etc.

Einschätzungen der Teilnehmer zur Sicherheit ihres Arbeitsplatzes erhoben: ein Drittel der Befragten gab dazu Unsicherheit an. Berth und Kollegen (2003) subsumierten unter dem Begriff "objektive Gesundheitsfolgen von Arbeitslosigkeit" Beeinträchtigungen von Krankheitswert wie Blutdruckerhöhung, Tendenz zur Chronifizierung von Erkrankungen, der Dosierungserhöhung von bestehender Medikation. Diese werden gefolgt von subjektiven Eindrücken der Probanden wie: Schlafstörungen, depressive Verstimmungen, Herzbeschwerden; Erleben von Zuständen, wie Anspannung und Erschöpfung, erhöhter Substanzkonsum von Alkohol und Nikotin, Beeinträchtigung der familiären Beziehungen bis hin zur Einbuße von sozialem Status sowie des sozialen Netzwerks. Die Selbsteinschätzung des Gesundheitszustands habe sich den Autoren zufolge als ein "zuverlässiger Indikator" erwiesen (Berth, Förster & Brähler, 2003, S. 557).

Insgesamt wurde durch die Autoren festgestellt, dass sich die psychischen Beschwerden bzw. die Selbsteinschätzung der Gesundheit zu Zeiten vermehrter Arbeitslosigkeit bzw. bei zunehmender Wahrnehmung von Unsicherheit des Arbeitsplatzes signifikant erhöhten; psychische Beeinträchtigungen erscheinen zeitlich weit vor Diagnostizierung physischer Erkrankungen; die Erwartung der Selbstwirksamkeit der Probanden nahm analog der geschilderten Belastungen ab (Berth, Förster & Brähler, 2003).

3. Förderung und Limitierung von Gesundheitskompetenz

Der Begriff wird vorgestellt und die Relevanz für die Soziale Arbeit aufgezeigt. Im zweiten Abschnitt werden sozialpädagogische Interventionen anhand einer österreichischen Studie zur Förderung des Gesundheitsverhaltens und der Gesundheitskompetenz vorgestellt.

3.1. Ansätze der allgemeinen Förderung

Jost (2013) begreift Gesundheitskompetenz als Konzept. Die Autorin berichtet, dass das EHF[19] eine modellhafte allgemeingültige Formulierung des Konzepts vorgenommen habe, sowie Wege zur Kompetenzstärkung und -erweiterung und Strategien zur allgemeinen Gesundheitsförderung (Jost, 2013). Voraussetzung zur Wahrnehmung und Förderung von Gesundheitskompetenz seien Fähigkeiten, wie Bildung, Urteilsfähigkeit, Lesekompetenz, so Jost (2013; vgl. auch Soellner et al., 2009; vgl. 2.1.5.). Außerdem stelle die Förderung auf die Übernahme von Verantwortung für die eigene Gesundheit ab (Jost, 2013, vgl. 2.1.6.).

Die Studie SHILD[20] aus dem Jahr 2019 weist Dettmers und Bischkopf (2019) zufolge nach, dass durch Selbsthilfe, wie sie in Selbsthilfegruppen geboten wird, die Gesundheitskompetenz gestärkt werden kann. Diese Gruppen seien meist im Besitz der neuesten wissenschaftlichen Informationen sowie von viel eigener Erfahrung mit dem jeweiligen Problem, sind gut vernetzt und könnten Interessenten wichtige Informationen und Anlaufstellen nennen (Dettmers & Bischkopf, 2019). Außerdem werde ein Austausch mit Fachpersonen betrieben und die Bedürfnisse aus Sicht der Betroffenen mit der Expertise der Fachleute verknüpft (Dettmers & Bischkopf, 2019, S. 249).

In der gesundheitsbezogenen sozialen Arbeit wird Hilfe zur Selbsthilfe geleistet - das Klientel ist gefordert, trotz gesundheitlicher Beeinträchtigung kompetente Entscheidungen abzugeben und Compliance[21] zu zeigen (Dettmers & Bischkopf, 2019, S. 248). Die Autoren weisen eine Stärkung der Gesundheitskompetenz durch Interventionen nach, wie aktivierender Gesprächsführung, Beratung, Information, Begleitung, Ressourcenstärkung,

---

[19] das Netzwerk "European Health Forum"
[20] "Gesundheitsbezogene Selbsthilfe in Deutschland - Entwicklungen, Wirkungen, Perspektiven"
[21] aktive Mitwirkung, Therapietreue (zitiert nach (Dettmers & Bischkopf, 2019, S. 248)

Kontaktherstellung zu Selbsthilfegruppen, Bewegungsangebote im Rahmen von Sozialarbeit im Gesundheitswesen (Dettmers & Bischkopf, 2019, S. 248).

3.2. Förderung der Gesundheitskompetenz der Jugend

Im Rahmen der Jugendhilfe kann Sozialarbeit im Wege der aufsuchenden Hilfen etwa durch "Präventionscoaches" einen Schwerpunkt auf die Gesundheitsthemen legen. "Bildungspädagogen" können durch Maßnahmen der Aufschulung von Wissen zum Ziel der Ausbildungsfähigkeit beitragen (Höld et al., 2018, S. 6). 2018 stellten die Forscher fest, dass "die Intervention rund um die Themen Ernährung, Bewegung und mentale Gesundheit [die] ... Gesundheitskompetenz [stärkt] und ... das Gesundheitsverhalten von Jugendlichen im NEET-Status" fördert (Höld et al., 2018, S. 5).

Die Jugendlichen lernen ihre Ernährungsgewohnheiten von und mit der Peergroup wie Höld und Kollegen (2018) beschreiben. In der Studie der Autoren im Zeitraum von 2015 bis 2018 wurde belegt, dass die jungen Erwachsenen an klassischen Lehrformaten, wie Vorträgen von Profis, nicht interessiert waren; auf Basis eines gewachsenen Vertrauens in die Sozialarbeiter stieg die Bereitschaft, das Ernährungswissen ihrer Bezugspersonen zu adaptieren - so wünschten sich Jugendliche etwa gemeinsame Kochaktionen (Höld et. al., 2018). Die Jugendsozialarbeit im Freizeitbereich stellt, so die Autorin und Kollegen weiter, eine realistische Chance dar, Personen im NEET-Status zu erreichen, vor allem beim Einsatz von praxisorientierten und anderer als unterhaltsam wahrgenommener Mittel, die die Bedürfnisse der Zielgruppe träfen (Höld et. al., 2018). Daneben verspreche "der partizipativ-orientierte Peer-to-Peer Ansatz"[22] Erfolg, etwa in Gruppensettings, in denen gesteigertes Risikoverhalten eine besonder Rolle

---

[22] Gestaltung und Durchführung von Bildungs- und Beratungsveranstaltungen durch Jugendliche, junge Erwachsene, die selbst Erfahrung mit der jeweiligen Thematik haben (Rohr et al., 2016)

spiele, wie Substanzkonsum, Umgang mit Gewalt, Mutproben (Höld et.al., 2018, S. 3; Rohr et al., 2016).

3.3. Limitierungen

Aus der Fülle der gesundheitlich riskanten Verhaltensweisen werden die in der Literatur breit dargestellten Themen Risikoverhalten und Ernährung aufgegriffen. Die Förderung der Gesundheitskompetenz wird zudem durch das Fehlen von Forschungsdaten und Förderfaktoren gehemmt.

3.3.1. Selbstlimitierende Faktoren

Die Datenlage deutet auf eine Unterrepräsentation sportlicher Bewegungseinheiten der Zielgruppe hin, wie Höld und Kollegen (2018) feststellen, mit der möglichen Folge von erhöhter Prävalenz für Adipositas, Diabetes und weiteren mit krankheitswertigem Körpergewicht konnotierten Erkrankungen. Jost (2013) stellt fest, dass sich Jugendliche in Bezug auf ihre gesundheitlichen Verhaltensmuster als veränderungsresistent erweisen (Jost, 2013).

Insbesondere bei männlichen Jugendlichen, ob arbeitslos oder nicht, spielt ein Risikoverhalten im Freizeitbereich und im Gruppensetting eine gesundheitslimitierende Rolle. Dazu zählen diverse Arten von Mutproben[23], körperliche Auseinandersetzungen bis zur Delinquenz, Substanzkonsum etc.; dies geschehe vor dem Hintergrund, eigene Schwächen zu kompensieren und sich positionieren zu wollen, sowie aufgrund von Abenteuer- und Risikosuche (Rohr et al., 2016, S. 22).

Bartsch (2006) beschreibt, dass aufgrund der Omnipräsenz von Medien eine

---

[23] "Gleisroulette", "Straßenbahnsurfing", "Happy Slapping": körperliche Angriffe auf Unbeteiligte, Filmen der Situation mit dem Handy, Ansehen der Filme in der Gruppe (Rohr et al., 2016, S. 24).

konstante Beeinflussung auf das Essverhalten stattfinde. Hier spiele erneut die Peergroup und Art der Positionierung in ihr eine Rolle (Bartsch, 2006). Die Autorin stellt fest, dass sich Jugend "nicht auf fastfood reduzieren" lasse, dagegen "convenience Produkte ... einen hohen Stellenwert" hätten (Bartsch, 2016, S. 88). Die Signifikanz von Essen in den Lebenswelten von Familien und Peergroup seien bislang nicht ausreichend untersucht, so die Bartsch (2016). Rohr und Kollegen stellen fest, dass Familien wohl einen "prägenden Charakter" haben, sie dienten aufgrund ihres "Funktionswandel[s]" nicht mehr grundsätzlich als Vorbildfunktion und würden heute "als ‚unvollständiges Curriculum'[24] bezeichnet" (Rohr et al., 2016, S. 24). *Snacken* sei ein Inbegriff jugendlicher Esskultur und einem Modewandel, wie Bekleidungs- und Musikgeschmack, unterworfen (Bartsch, 2016). Neben ständiger Verfügbarkeit suggeriere die Werbung, dass möglichst häufig zwischendurch hochkalorische *Snacks* mit sowohl hohem Zucker- als auch Fettgehalt zu sich genommen werden sollten (Bartsch, 2016).

3.3.2. Limitierung durch fehlende Daten

Wissenschaftler stellen fest, zum Gesundheitsverhalten der Zielgruppe dieses Berichts, "insbesondere [zu] ihrem Ernährungsverhalten, [...]nur limitiert Daten" existieren (Höld et al., 2018, S. 3). Zu "ihrem Ernährungs- [, Trink-,] und Bewegungsverhalten gibt es nur limitierte Daten und diese deuten auf eine nachteilige Situation hin" (Höld et al., 2018, S. 5). Studien lassen, wie Berth und Kollegen (2003) feststellen, die sozialmedizinische Relevanz von Jugendarbeitslosigkeit oft unbeachtet (Berth, Förster & Brähler, 2003).

Laut Munsel (2014) können auch junge Erwachsene mit abgeschlossenen Berufsausbildungen, die sich früher sicher fühlen konnten, von Arbeitslosigkeit

---

[24] Familien, die einen Teil ihrer Aufgaben vermehrt an andere Institutionen, z.B. Schulen oder Freizeiteinrichtungen im heute ausdifferenzierten Bildungssystem abgegeben haben (Rohr et al., 2016)

bedroht sein. Die Autorin zieht begründend dazu sozialräumliche Erwägungen betreffend der Probanden heran, zudem fehlende konkurrenzfähige Berufspraxis im erlernten Beruf. Manche Autoren sehen aufgrund ihres Blicks auf die Problemlage keinen Anlass zu Datenerhebungen, wie Schnettkat (2013), der weder strukturelle noch Übergangsprobleme von Schule in Beruf sieht, sondern Jugendarbeitslosigkeit allein dem Anteil der allgemeinen Perspektivlosigkeit im Rahmen verfehlter neoliberaler Bundespolitik zuschreibt (Schnettkat, 2013).

3.3.3. Limitierung durch fehlende Ressourcen

Zu beobachten ist ein Mangel an Ressourcen, wie Fördermaßnahmen mit sozialpädagogischer Flankierung (Statistik der BA). So wurden im Rechtskreis SGB II Zuschüsse für Maßnahmen zur Berufsorientierung für das Jahr 2014 exakt mit 0 Euro angegeben (Münder & Hofmann, 2017).

Die Präventionsmaßnahmen bezogen auf Arbeitslosigkeit werden grundsätzlich dem SGB III zugeordnet. Ein zuvor rechtlich verankertes Mindestangebot an Leistungen und Diensten für arbeitslose junge Menschen wurde 2016 gestrichen (Münder & Hofmann, 2017). Entsprechend der in 2.1.1. und 2.1.2. genannten Ausschlusskriterien zielen Integrationsleistungen auf den Rechtskreis SGB II ab und werden dort speziell für diejenigen der unter Fünfundzwanzigjährigen vorgehalten (U25, vgl. 2.1.2.), die solange intensiver gefördert werden, bis ein Berufsabschluss vorliegt. Mit Einführung des SGB II beteiligte sich die Jugendhilfe nicht mehr an der Jugendberufsförderung (vgl. 2.1.2.; Münder und Hofmann, 2017); der Paritätische[25] fordert, dass die Jugendhilfe, unabhängig davon, welcher Rechtskreis zuständig sein kann, sich

---

[25] Der Paritätische, Gesamtverband als einer der sechs Spitzenverbände der Freien Wohlfahrtspflege

"durch den neuen Paragraphen 16h[26] im SGB II ... gerade in Bezug auf schwer erreichbare junge Menschen nicht aus der Verantwortung" ziehen darf (Der Paritätische, Gesamtverband 2019).

4. Fazit/Ausblick

Arbeitslosigkeit, insbesondere Jugendarbeitslosigkeit wird als signifikanter gesellschafts- und sozialpolitischer Negativ-Faktor wahrgenommen. In der Vielzahl der gesichteten Studien werden nicht alle feststellbaren Items auch untersucht. Ein zielgerichtetes Hauptaugenmerk wird der recherchierten Literatur zufolge auf die Beendigung des Status Arbeitslosigkeit bzw. Erlangen eines Ausbildungsplatzes gelegt und mit dem Erreichen dieser Ziele wird das Problem dieser Kohorte und damit das Ziel der Forschung als erreicht erklärt.

Die Auswertung der Literaturrecherche dieser Arbeit ergibt, wie in 3.3.2. dargelegt und die Autoren Berth und Kollegen (2003) feststellen, besonders in Bezug auf Arbeitslosigkeit junger und mittlerer gut qualifizierter Erwachsener Forschungslücken bestehen. Auch für den Bereich gesundheitlicher Folgen subjektiv erlebter Arbeitsplatzunsicherheit konstatieren die Autoren fehlende Daten. Die Autorin schließt sich der Meinung dieser Autoren, sowie Munsel (2014) an, dass die Kohorte der jungen Erwachsenen, die als vermeintlich mitten im Erwerbsleben Stehende, die sich selbst durch künftige Arbeitslosigkeit gefährdet sehen, in Studien unterrepräsentiert werden. Die ermittelten Datenlücken sollten künftig geschlossen werden.

Mit selbstlimitierendem Verhalten (vgl. 3.3.1.) korrumpieren junge Erwachsene ungeachtet einer Erwerbstätigkeit ihren Gesundheitszustand. Die in 2.2.4 erwähnten belegten Auswirkungen durch Arbeitslosigkeit kumulieren den Effekt

---

[26] § 16h SGB II: Förderung schwer zu erreichender junger Menschen
(1) Für Leistungsberechtigte, die das 25. Lebensjahr noch nicht vollendet haben, kann die Agentur für Arbeit Leistungen erbringen mit dem Ziel, die aufgrund der individuellen Situation der Leistungsberechtigten bestehenden Schwierigkeiten zu überwinden

(Bartsch, 2006, vgl. 3.3.1.). Das Verhalten der Peergroup und der Wunsch der Positionierung in ihr wiegen schwerer, als mögliche positive Einflüsse der Elternhäuser (Bartsch, 2006). Daher liege es nahe, dass Jugend-Fördermaßnahmen, sofern sie den Bereich Gesundheit mit abdecken könnten, konzeptuell vorrangig auf eine Gesundheitsförderung abstellen, um mit bewährten und belegten Mitteln das Nötigste aufzufangen (vgl. 3.1.2., Höld et al., 2018). Jugendfördermaßnahmen sollten zahlenmäßig aufgestockt werden, wie es der Paritätische fordert (Der Paritätische, Gesamtverband 2019).

Die in dieser Arbeit gestellte Frage, ob die Förderung der Gesundheitskompetenz eine Relevanz bezüglich arbeitsintegrativer Maßnahmen aufweist, kann mit den angeführten wissenschaftlichen Aussagen nicht zweifelsfrei belegt werden. Festzustellen ist, dass von den Fachkräften primär fördernd auf das Gesundheitsverhalten der arbeitslosen Jugendlichen eingewirkt wird. Erfolgversprechende Ansätze werden bei insgesamt dünner Datenlage, wie ausführlich bei Höld und Kollegen (2018, vgl. 3.1.2) beschrieben, gesehen. Die Förderung der Gesundheitskompetenz bleibt nachrangig zugunsten der Intervention oft komplexer gesundheitlicher oder verhaltensbedingter Belastungen. Ob sich die Gesundheitsförderung auch auf die Gesundheitskompetenz der Jugendlichen förderlich auswirkt, sollte in der Zukunft näher erforscht werden.

5. Literatur/Quellen

Albert, M., Hurrelmann, K., Quenzel, G., & Schneekloth, U. (2016). Die 17. Shell Jugendstudie–Eine pragmatische Generation im Aufbruch. *Diskurs Kindheits-und Jugendforschung/Discourse. Journal of Childhood and Adolescence Research, 11*(2), 17-18.　　　　abgerufen am 01.02.2021

Albert, M., Hurrelmann, K., Quenzel, G., & Schneekloth, U. (2019). Die 18. Shell Jugendstudie–Eine Generation meldet sich zu Wort. *Diskurs Kindheits-und Jugendforschung/Discourse. Journal of Childhood and Adolescence Research, 14*(4), 19-20.
abgerufen am 02.02.2021

Bartsch, S. (2006). *Jugendesskultur: Bedeutungen des Essens für Jugendliche im Kontext Familie und Peergroup* (Doctoral dissertation). https://archiv.ub.uni-heidelberg.de/volltextserver/6872/1/Manuskript_online_End fassung_3.pdf　　　　abgerufen am 30.01.2021

Berth, H., Förster, P., & Brähler, E. (2003). Gesundheitsfolgen von Arbeitslosigkeit und Arbeitsplatzunsicherheit bei jungen Erwachsenen. *Das Gesundheitswesen, 65*(10), 555-560.　　　　abgerufen am 09.12.2020

Bengel, J., Bredehorst, M., Dorn, M., Henniger, S., Lübke, N., Oepen, J., Rüsch, M., Schmid-Ott, G., Schmidt-Ohlemann, M.Seger, W., Steinbach & Thielgen, G.　(2018) in: Bundesarbeitsgemeinschaft für Rehabilitation. (2018). *Rehabilitation*. Berlin: Springer.

Bischkopf, J., Deimel, D., Walther, C. & Zimmermann, R. (2017). *Soziale Arbeit in der Psychiatrie*. Köln: Psychiatrie Verlag.

Bundesarbeitsgemeinschaft für Rehabilitation. (2018). *Rehabilitation. Vom Antrag bis zur Nachsorge* – für Ärzte, Psychologische Psychotherapeuten und andere Gesundheitsberufe. Berlin: Springer.

Dettmers, S. & Bischkopf, J. (2019). *Handbuch. Gesundheitsbezogene Soziale Arbeit*. München: Reinhardt.

Das Kölner Bildungsportal.
https://www.bildung.koeln.de/berufswahl/angebote/migranten/index.html
abgerufen am 18.02.2021

Der Paritätische, Gesamtverband. *Förderung schwer zu erreichender Jugendlicher nach § 16h SGB II* – Jugendhilfe und Jobcenter – Geht das zusammen?. Berlin: Der Paritätische.   abgerufen am 30.01.2021
https://www.der-paritaetische.de/fileadmin/user_upload/Publikationen/doc/brosc
huere_schwer-erreichbare-jugendliche-2019_web.pdf

Fischer, M., Becker, M., & Spöttl, G. (Eds.). (2011). *Kompetenzdiagnostik in der beruflichen Bildung: Probleme und Perspektiven*. Frankfurt a. M.: Peter Lang.

Hancock, T. (2011). The Ottawa charter at 25. *Canadian Journal of Public Health*, *102*(6), 404-406.   abgerufen am 29.12.2020
https://link.springer.com/article/10.1007/BF03404186

Henke, J., Henkel, D., Nägele, B., & Wagner, A. (2019). Erhebung von Ansätzen guter Praxis zur Integration Suchtkranker ins Erwerbsleben nach dem SGB II. *Suchttherapie*, *20*(01), 39-47.

Hitzler, Sarah; Messmer, Heinz. Gespräche als Forschungsgegenstand in der Sozialen Arbeit. *Zeitschrift für Pädagogik*, 2008, 54. Jg., Nr. 2, S. 244-260.

Jobcenter. Beratung und Hilfen für jungen Menschen unter 25 Jahren. https://www.jobcenterkoeln.de/beratung-hilfe/ abgerufen am 8.01.2021

Jost, A. (2013). *Gesundheit und soziale Arbeit*. Stuttgart: Kohlhammer Verlag.

Höld, E., Karner, G., Rust, P., Winkler, C., Akrivou, K., Wörz, W. (2018). *Im NEET-Status Endbericht zur Verbreitung der Projekterfahrungen und Ergebnisse der psychosozialen Versorgung der Jugend.* https://fgoe.org/sites/fgoe.org/files/project-attachments/171205_Endbericht%20 GAAS_FG%C3%96_FINAL.pdf abgerufen am 19.02.21

Kettiger, D., & Schwander, M. (2018, März). Wirkungsorientierung in der Sozialen Arbeit – Möglichkeiten und Grenzen. In *Management und Systementwicklung in der Sozialen Arbeit* (pp. 114-134). Freiburg: Lambertus.

Kickbusch, I. (1999). Der Gesundheitsbegriff der Weltgesundheitsorganisation. In *Gesundheit—unser höchstes Gut?* (pp. 275-286). Berlin, Heidelberg: Springer.

Münder, J., & Hofmann, A. (2017). *Jugendberufshilfe zwischen SGB III, SGB II und SGB VIII* (No. 353). Study der Hans-Böckler-Stiftung. https://d-nb.info/1163407186/34 abgerufen am 30.12.2020

Muche, C. (2008). Sammelrezension: Ansätze und Konzepte zur Unterstützung der Übergänge junger Menschen in Arbeit. *Diskurs Kindheits-und Jugendforschung/Discourse. Journal of Childhood and Adolescence Research,*

3(2), 224-229.   abgerufen am 03.02.2021

Munsel, K. (2014). *Gründe für die hohe Jugendarbeitslosigkeit und ihre Verteilung innerhalb Deutschlands*
erschienen auf WWW.Klett.de/terrasse Infoblatt Arbeitslosigkeit
https://www.klett.de/alias/1011217   abgerufen am 18.01.2021

Oechler, M. (2009). *Dienstleistungsqualität in der sozialen Arbeit*. Wiesbaden: VS Verlag für Sozialwissenschaften.

Paul, K. I., Hassel, A., & Moser, K. (2006). Die Auswirkungen von Arbeitslosigkeit auf die psychische Gesundheit. Arbeitslosigkeit, Gesundheit und Krankheit. Huber, Bern, 35-51.   abgerufen am 02.02.2021
http://doku.iab.de/veranstaltungen/2015/WtP_PaulKarsten.pdf

Robert-Koch-Institut, Berlin. *KiGGS (2015):*
Studie zur Gesundheit von Kindern und Jugendlichen in Deutschland
https://www.rki.de/DE/Content/Gesundheitsmonitoring/Studien/Kiggs/kiggs_nod e.html abgerufen am 29.01.2020

Rohr, D., Strauß, S., Aschmann, S., & Ritter, D. (2016). *Der Peer-Ansatz in der Arbeit mit Jugendlichen und jungen Erwachsenen: Projektbeschreibungen und-evaluationen*. Weinheim, Basel: Beltz Juventa.

Schulgesetz für das Land Nordrhein-Westfalen(Schulgesetz NRW - SchulG) vom 15. Februar 2005 (GV. NRW. S. 102) zuletzt geändert durch Gesetz vom 1. September 2020

Soellner, R., Huber, S., Lenartz, N., & Rudinger, G. (2009).

Gesundheitskompetenz – ein vielschichtiger Begriff. *Zeitschrift für Gesundheitspsychologie, 17*(3), 105-113. abgerufen am 29.12.2020

Soellner, R., Huber, S., Lenartz, N., & Rudinger, G. (2010). *Facetten der Gesundheitskompetenz–eine Expertenbefragung. Projekt Gesundheitskompetenz* (pp. 104-114). abgerufen am 21.12.2020

Sommerfeld, P., Dällenbach, R., Rüegger, C., & Hollenstein, L. (2016). *Klinische Soziale Arbeit und Psychiatrie: Entwicklungslinien einer handlungstheoretischen Wissensbasis.* Berlin: Springer-Verlag.

Statistik der Bundesagentur für Arbeit Berichte: Blickpunkt Arbeitsmarkt– Monatsbericht zum Arbeits- und Ausbildungsmarkt, Nürnberg, November 2020 https://www.arbeitsagentur.de/datei/arbeitsmarktbericht-november-2020-_ba146 741.pdf abgerufen am 23.01.2021

Schettkat, R. (2013). Von Gipfel zu Gipfel: Verlorene Generation, verlorenes Jahrzehnt. *WSI-Mitteilungen, 66*(6), 392-392. abgerufen am 02.02.2021

Socialnet Lexikon. https://www.socialnet.de/lexikon/Peergroup abgerufen am 19.02.2021

spektrum.de. *Lexikon der Psychologie.* abgerufen am 04.02.2021 https://www.spektrum.de/lexikon/psychologie/setting/14135

Statistik der Bundesagentur für Arbeit Berichte: *Blickpunkt Arbeitsmarkt– Monatsbericht zum Arbeits- und Ausbildungsmarkt.* Nürnberg: November 2020 https://www.arbeitsagentur.de/datei/arbeitsmarktbericht-november-2020-_ba146 741.pdf abgerufen am 20.01.2021

Statistikguru.   abgerufen am 04.02.2021
https://statistikguru.de/lexikon/oversampling.html

Waller, H. (2007). Der Beitrag der Sozialen Arbeit zur Prävention gesundheitlicher Benachteiligung. *Jahrbuch für kritische Medizin, 43*, 74-85.
                                        abgerufen am 22.12.2020

Walther, A. (2006). Schwierige Übergänge. Die biografische Perspektive junger Frauen und Männer. *Übergänge zwischen Schule und Beruf und darauf bezogene Hilfesysteme in Deutschland, 37.*   abgerufen am 19.12.2020
https://library.fes.de/pdf-files/asfo/03790.pdf#page=39

Walther, A. (2017). *Aktivierung als neues Paradigma der Lebenslaufpolitik in Europa.* Varianten aktiver Arbeitsmarktpolitik und ihre biographische Relevanz für junge Erwachsene.
https://www.pedocs.de/volltexte/2009/1027/pdf/Walther_Aktivierung_als_Diskur s_2007_4_D.pdf   abgerufen am 31.01.2021

Walther, A./du Bois-Reymond, M./Biggart, A. (Hrsg.) (2006): Participation in transition. Motivation of young adults in Europe for learning and working. – Frankfurt a.M.   abgerufen am 28.12.2020

Witzke, S. (2016). Jugendliche und junge Erwachsene—eine Begriffsdefinition. In *Carsharing und die Gesellschaft von Morgen* (pp. 17-18). Springer Gabler, Wiesbaden.   abgerufen am 10.12.2020
https://link.springer.com/chapter/10.1007/978-3-658-11841-9_4

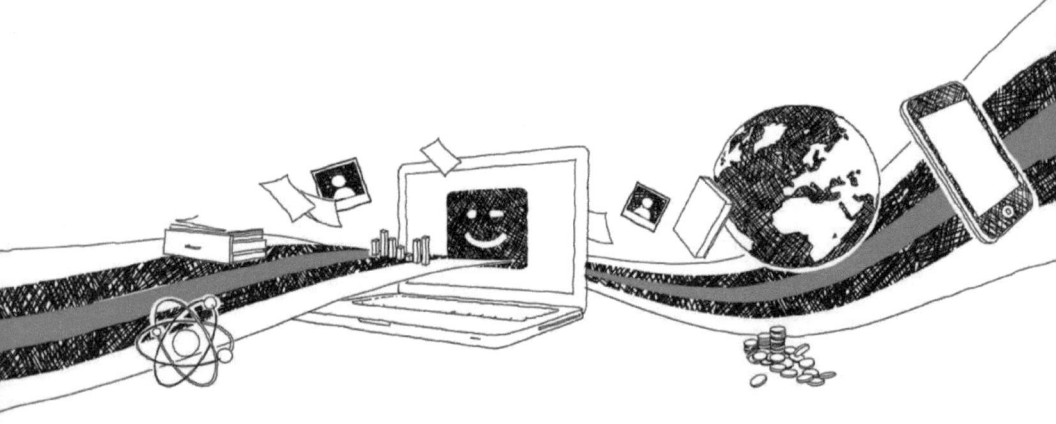
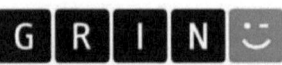